Dr C. BRACHET
Ex-Interne des Hôpitaux
Ancien Prosecteur de l'École de Médecine de Grenoble

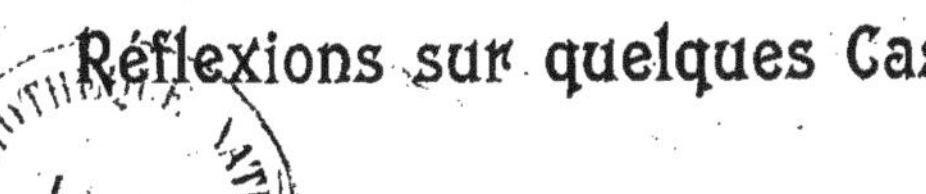

Réflexions sur quelques Cas de Péritonite tuberculeuse traités par la Laparotomie

Imp. des Facultés, Lyon
rue Cavenne, 20
1898

RÉFLEXIONS SUR QUELQUES CAS

DE

·ÉRITONITE TUBERCULEUSE

TRAITÉS

par la Laparotomie

RÉFLEXIONS SUR QUELQUES CAS

DE

PÉRITONITE TUBERCULEUSE

traités par la Laparotomie

PAR

Le Docteur Camille BRACHET

ex-interne des Hôpitaux

ancien Prosecteur de l'Ecole de Médecine de Grenoble

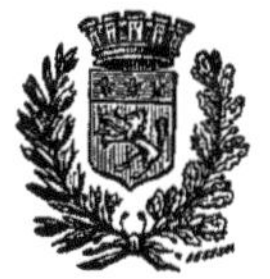

LYON

IMPRIMERIE DES FACULTÉS

20, Rue Cavenne, 20

1898

A LA MÉMOIRE DE MON PÈRE

A MA MÈRE

A MES SŒURS ET A MES BEAUX-FRÈRES

A Mon Président de Thèse

Monsieur le Professeur LAROYENNE

RÉFLEXIONS SUR QUELQUES CAS

DE

PÉRITONITE TUBERCULEUSE

traités par la Laparotomie

PRÉFACE

Dans son très judicieux article sur les péritonites tuberculeuses [1], M. Jalaguier écrit en abordant la question du traitement par la laparotomie : « On ne doit pas compromettre la chirurgie dans des opérations notoirement inutiles, non plus que soumettre à une opération, quelque inoffensive qu'elle puisse être par elle-même, des malades qui auraient pu guérir sans intervention. Malheureusement, il en est de la laparotomie dans la péritonite tuberculeuse, comme de toutes les opérations d'origine récente, et dont l'histoire n'est pas sortie de la période expérimentale. »

Aussi avons-nous pensé qu'il serait utile d'insister sur l'efficacité de l'intervention chirurgicale dans la péritonite tuberculeuse, et nous sommes-nous proposé, à cet effet, sous l'inspiration de M. le Professeur agrégé Condamin, de faire une courte revue de la question, de donner un compte-rendu succinct des travaux publiés à ce sujet et de montrer les progrès faits depuis l'article de M. Jalaguier ; nous sommes heureux d'apporter à l'appui de notre travail quelques observations nouvelles.

(1) Traité de Chirurgie. Tome VI. Page 530.

En outre, en lisant le rapport de M. Winckel, au XIIe Congrès de chirurgie de Moscou (août 1897), — rapport que nous nous proposons d'analyser plus loin, — nous avons vu que l'auteur ne serait pas loin de penser que les péritonites guéries par la laparotomie ne seraient pas franchement tuberculeuses, et qu'on se trouverait alors en présence d'une péritonite granuleuse simple, résultat d'une inflammation exsudative, non bacillaire, chronique. Nous voudrions pouvoir contribuer à lever le doute à cet égard, et démontrer par des observations, dans lesquelles par les symptômes cliniques associés ou par les suites, on peut affirmer la bacillose péritonéale, que la péritonite tuberculeuse est susceptible de guérison après la laparotomie et que cette dernière intervention est le seul traitement de choix et de rigueur.

En outre, nous avons constaté, en parcourant les travaux de plusieurs chirurgiens qui se sont occupés de la question, que les avis étaient partagés sur l'influence qu'exerce la laparotomie sur les différentes formes de péritonites tuberculeuses.

Les uns, comme MM. Maurange (1), Truc (2) et Pic (3), soutiennent que la péritonite ascitique seule peut être améliorée par la laparotomie; d'autres, parmi lesquels M. Kœnig, déclarent que toutes les péritonites peuvent guérir après l'intervention chirurgicale.

Or, la lecture de plusieurs observations que nous a

(1) Maurange. — De l'intervention chirurgicale dans la péritonite tuberculeuse. Thèse de Paris.

(2) Truc. — Thèse d'agrégation de Paris.

(3) A. Pic. — De l'intervention chirurgicale dans la péritonite tuberculeuse généralisée et localisée. Thèse de Lyon.

communiquées M. Condamin, et d'autres observations encore, nous ont montré que, quelle que soit la forme de péritonite tuberculeuse, péritonite miliaire, ulcéreuse, adhésive, fibreuse ou suppurée, la laparotomie peut être aussi efficace dans ces cas que dans la forme ascitique. Aussi avons-nous jugé utile d'insister sur ce point, et d'y consacrer quelques pages.

Enfin, nos réflexions au sujet des malades dont, nous citerons les cas plus loin, porteront encore sur le mode d'action de la laparotomie, sur la ressemblance d'une péritonite tuberculeuse localisée avec un cancer d'un organe de la région, et nous terminerons en rappelant le nouveau procédé de M. Condamin, la laparotomie par la voie vaginale dans les péritonites tuberculeuses à forme pelvienne.

Nous diviserons donc notre travail en trois parties: dans la première, nous ferons l'historique de la question, nous donnerons quelques indications bibliographiques et nous présenterons un exposé du rapport de M. Winckel au Congrès de Moscou. Dans la seconde partie, nous exposerons les réflexions qui ont été suggérées par les observations que nous publierons dans la troisième partie.

Enfin nous conclurons.

C'est M. le Professeur agrégé Condamin qui nous a donné l'idée de ce travail et qui nous a éclairé de ses conseils; nous sommes heureux de lui présenter nos sincères remerciements et l'hommage de notre gratitude pour son affable bienveillance.

M. le Professeur Laroyenne nous a fait le grand honneur d'accepter la présidence de notre thèse; qu'il veuille bien recevoir l'assurance de notre vive reconnaissance.

Arrivé au terme de notre scolarité, c'est un devoir bien agréable pour nous de rendre hommage à nos maîtres de l'Ecole et des hôpitaux de Grenoble. Ce sont eux qui ont guidé nos premiers pas dans l'étude de la médecine, et leur bienveillante sollicitude nous a été acquise pendant tout le temps que nous avons passé auprès d'eux ; ce sont eux qui nous ont formé, nous prodiguant tous les jours leur science, leur talent, et aussi leur amitié. Trop heureux serons-nous si nous savons profiter de ces leçons reçues au lit du malade, leçons, en même temps, de dévouement et de modestie !

Nous associons tous nos maîtres et anciens chefs de service dans un même sentiment de reconnaissance et d'admiration pour leurs grandes qualités et leur haute valeur ; que MM. les docteurs Allard, Girard, Nicolas, Comte, Deschamps, Berthollet, Perriol et Porte, dont nous avons été l'élève et l'interne, reçoivent le témoignage de notre profonde gratitude ; que M. le docteur Berger, directeur honoraire de l'Ecole de médecine, veuille bien agréer nos remerciements pour la bienveillante estime dont il nous a toujours honoré.

PREMIÈRE PARTIE

Jusqu'à ces dernières années, la péritonite tuberculeuse était considérée comme n'étant susceptible que d'un traitement médical. La chirurgie, dont cependant le domaine s'élargissait de jour en jour, était regardée comme impuissante devant cette affection si commune et si souvent mortelle.

Pourtant, au siècle dernier, Peter Frank proposait, en 1792, la laparotomie pour évacuer *abcessus peritoneo ad abdominales musculos exorti*. Ses successeurs, reculant probablement devant la laparotomie, aujourd'hui opération courante, mais redoutable alors, avant l'application de la méthode antiseptique, prétendirent que que Peter Frank ne voulait parler que des abcès de la paroi abdominale, et ils n'incisaient que lorsque le pus était sur le point de rompre cette paroi.

Mais, comme le fait remarquer M. Winckel, par la tradition littérale du mot *in*, employé par Frank, on voit que ce dernier voulait réellement parler des collections purulentes contenues *dans* le péritoine.

Il faut arriver à l'époque contemporaine pour voir proclamer l'efficacité et même l'obligation de la laparotomie dans les péritonites généralisées ou localisées, qu'elles soient séreuses, sero-fibrineuses ou franchement purulentes.

Schmidt [1] assimile l'exsudat péritonéal à l'exsudat pleurétique ; Tait, autre auteur anglais, proclame, en 1883, qu'il faut évacuer le pus de la cavité abdominale, comme celui des autres cavités suppurées. Price, de Philadelphie, déclare en 1890, que l'opération précoce dans la péritonite suppurée diffuse, est seule capable de sauver la vie menacée.

Spencer Wells, qui, fit en 1863, la première laparotomie connue, sur un péritoine tuberculeux, avait porté avant son intervention le diagnostic de kyste de l'ovaire. Il s'écoula, après l'incision, une grande quantité de liquide, et le péritoine apparut couvert de granulations tuberculeuses. Spencer Wells referma le ventre. Les suites de l'opération furent curieuses : la malade guérit en peu de temps ; elle n'eut point d'enfant, mais elle vivait encore en 1889.

Kœnig est le premier qui fit une laparotomie raisonnée, et à bon escient pour une péritonite tuberculeuse, et en 1884 paraissait son mémoire : *De la tuberculose péritonéale diffuse et des tumeurs apparentes qu'elle détermine dans l'abdomen, avec remarques sur le pronostic et le traitement de cette maladie*, mémoire dans lequel le chirurgien allemand conseille la laparotomie dans la péritonite tuberculeuse.

Puis viennent les deux importants travaux de M. Maurange et de M. Pic, le premier donnant une statistique de guérisons de 83 pour 100, le second réu-

(1) Schmidt.— Cent. f. Chirurgy, 1882.

nissant 138 cas et donnant une moyenne de 77,61 pour 100.

Enfin, du 19 au 26 août 1897, se tint le XIIe Congrès de chirurgie de Moscou, oú figurait à l'ordre du jour le traitement de la péritonite tuberculeuse.

Nous allons donner un compte-rendu du rapport présenté par M. Winckel, rapport très documenté, et intéressant au plus haut degré.

La péritonite tuberculeuse est celle des péritonites qui a fourni le plus d'observations, et dont les résultats opératoires sont les mieux connus.

M. Rorsch rapporte en 1893, dans la *Revue de Chirurgie*, 332 cas, dont 249, c'est-à-dire 70 pour 100, auraient été suivis de guérison :

118 ont été observés pendant plus de 6 mois
78 — — — — 1 an
53 — — — — 2 ans

et 83, c'est-à-dire 30 pour 100 auraient été suivis de mort, celle-ci étant survenue :

20 fois peu après l'opération ;
10 fois par péritonite septique ;
53 fois tardivement par tuberculose chronique.

Plus favorables encore sont les cas opérés par les membres de la Société de chirurgie italienne, publiés par Margaricci, où il obtient :

85 pour 100 de guérisons ;
15 pour 100 de morts.

Les meilleurs résultats furent obtenus dans les cas de péritonite sero-suppurée récente, les moins satisfaisants dans les péritonites tuberculeuses suppurées diffuses.

Cette statistique établie, M. Winckel expose les objections suivantes :

Les malades n'ont pas été observés assez longtemps ; dans les cas heureux, le chirurgien se trouvait en présence de péritonites granuleuses simples et non de péritonites tuberculeuses. Il cite Kuster, qui déclare que tous les opérés pour tuberculose péritonéale et guéris n'avaient pas été atteints de tuberculose, mais d'une autre inflammation ensudative, non bacillaire.

Cependant, M. Winckel ne se montre pas trop excessif et il rapporte une observation de Casivari de 1894, qui milite contre ces dernières objections. En effet, ce chirurgien fit, sur une femme, une laparotomie pour péritonite tuberculeuse. Deux mois après, son opérée mourut de méningite tuberculeuse, mais à l'autopsie on ne trouva plus de granulations sur le péritoine.

Les recherches de Marinotti et de Baciocchi à ce sujet, exposées in *Riforma Médica*, en 1893, sont plus importantes. Ces auteurs provoquaient chez les animaux une péritonite tuberculeuse expérimentale, puis tâchaient de la guérir par la laparotomie et des lavages à l'eau stérilisée, ou avec une solution boriquée à 3 0/0, ou au sublimé à 1 pour 4000. Chez les lapins, ils obtenaient une amélioration notable, mais pas de guérison. Sur le chien, ils ont noté des résultats bien plus satisfaisants, en ce sens que, quinze jours après la laparotomie, la tuberculose était notablement en voie de décroissance, et que, deux mois après, on n'en trouvait plus de traces sur le péritoine.

Mais, ajoute M. Winckel, ce n'est pas concluant, car

ce qui se passe sur le péritoine du chien, peut ne pas se produire sur celui de l'homme, et peut-on assimiler la résistance d'un péritoine ensemencé expérimentalement à celle d'un péritoine malade depuis longtemps, excellent terrain de culture chez un sujet affaibli ?

L'auteur cite encore une observation de M. Nélaton (1), sur un cas opéré par M. Terrillon en 1891. Ce dernier fit une laparotomie sur une jeune femme pour une péritonite tuberculeuse. Consécutivement à l'opération, l'opérée jouit d'une bonne santé pendant quatre années, au bout desquelles elle eut de violentes crises de coliques, et le chirurgien constata deux salpyngites volumineuses. On fit une seconde laparotomie suivie de l'ablation de deux grosses trompes, contenant du pus rempli de bacilles tuberculeux, et, chose curieuse, pendant cette seconde intervention, on trouva un péritoine absolument sain.

Pour expliquer ces différences dans les résultats des laparotomies, il faudrait distinguer plusieurs formes de péritonite tuberculeuse. Dans la péritonite tuberculeuse sèche, on ne doit pas obtenir de bon résultat, car on ne retire que peu ou pas de liquide exsudé. On pensa que les meilleurs résultats correspondaient aux exsudats sero-purulents récents, les plus mauvais aux formes suppurées diffuses.

M. Winckel, cite encore les opinions différentes de Kœnig qui affirme que toutes les péritonites tuberculeuses peuvent être guéries par la laparotomie, même la péritonite tuberculeuse sèche, et de Truc qui soutient que, dans la péritonite tuberculeuse, seul

(1) Annales de Gynécologie et d'Obstétrique, août 1896.

l'épanchement enkysté est susceptible de ce traitement chirurgical. Enfin, le rapporteur du Congrès termine en disant que la laparotomie agit par l'évacuation du liquide virulent, par la libération des vaisseaux, et, par suite, la circulation étant devenue plus facile, la puissance de résorption du péritoine est exaltée au maximum.

DEUXIÈME PARTIE

Nous venons de passer rapidement en revue les plus importants travaux faits jusqu'à ce jour sur la question qui nous occupe et nous avons insisté sur le mémoire de M. Winckel, au congrès de Moscou, pour deux raisons : d'abord, parce qu'il résume les données actuelles que la science possède sur la laparotomie dans la péritonite tuberculeuse, ensuite, parce qu'il y a certains points qui nous ont paru mériter quelques éclaircissements.

La première considération qui va nous arrêter est relative à la spécificité de la péritonite. Nous avons vu que plusieurs auteurs, entre autres, Kuster (1), ont prétendu que les péritonites vraiment tuberculeuses ne sont en aucune façon influencées par la laparotomie, que, dans les cas heureux, où l'intervention chirurgicale amène la régression des phénomènes morbides, le chirurgien se trouve en présence d'une péritonite granuleuse simple, d'une inflammation exsudative, non ensemencée de tuberculose.

L'observation I du jeune A. Albert, que nous re-

(1) Kuster. Cent. f. Chirurgy, 1892.

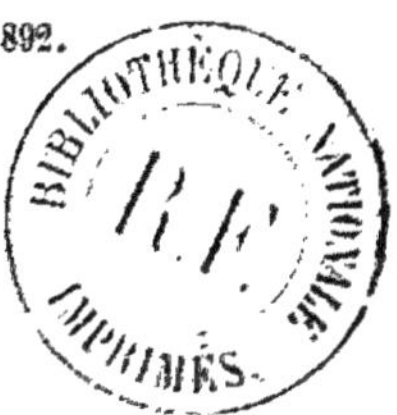

produisons plus loin, contribue dans une large part à ruiner cette théorie. En effet, que remarquons-nous? Ce jeune homme, depuis l'âge de 11 ans, est sujet à des accès de bronchite revenant régulièrement tous les hivers ; sa santé n'est pas florissante, l'appétit est presque nul, les forces sont absentes. Les symptômes du côté de l'abdomen débutent dans les premiers jours du mois de mars 1896 et se manifestent par des crises de coliques plus ou moins violentes, laissant de longs jours d'accalmie entre deux accès. Puis surviennent peu à peu les phénomènes plus graves de ballonnement du ventre, ballonnement douloureux, s'accompagnant de diarrhée, accidents qui s'établissent d'une façon sourde, sans réactions thermiques exagérées. Le malade, six semaines après l'apparition des premières coliques, entre à l'hôpital de Grenoble. A la suite du traitement médical institué, huile de foie de morue et applications de glace sur le ventre, les phénomènes paraissent s'amender, la diarrhée diminue, mais cet état d'amélioration ne persiste pas ; vingt jours après, une recrudescence des symptômes se manifeste, qui nécessite l'intervention chirurgicale.

N'est-ce pas là le tableau clinique de la péritonite tuberculeuse, s'établissant sans grand fracas, sans température chez un sujet peu robuste, dont les antécédents font soupçonner l'invasion bacillaire ; péritonite tuberculeuse suivant une marche chronique d'emblée, sujette à des moments d'arrêt et aussi à des rechutes ?

Les constatations anatomo-pathologiques faites pendant le cours de l'opération ont aussi leur importance

— nous les exposerons avec l'observation complète — car elles montrent que les péritonites tuberculeuses miliaires aiguës sont parfaitement susceptibles d'être guéries par la laparotomie. Mais le fait capital, et sur lequel seul nous voulons insister en ce moment, parce qu'il prouve d'une façon absolue la tuberculose de la péritonite qui nous occupe, est le suivant : le jeune A..., étant sorti peu de jours après l'opération, complètement guéri au point de vue de sa péritonite, ressent, environ une semaine plus tard, une douleur assez vive dans l'articulation tibio-tarsienne gauche. Il y constate de la tuméfaction, de la rougeur ; les phénomènes vont en augmentant d'intensité, jusqu'au jour où la suppuration s'établit, si bien que six mois après son exeat du service de chirurgie, il y rentrait pour une ostéo-arthrite tuberculeuse du cou-de-pied. L'articulation est alors complètement ouverte ; une large fistule permet d'explorer avec le doigt les surfaces de l'astragale dépolies et rugueuses ; un énorme séquestre occupe la tête de l'astragale.

Cette observation est, à notre avis, concluante, et nous pensons qu'à défaut de l'analyse bactériologique, les phénomènes qui se sont passés du côté de l'articulation tibio-tarsienne, permettent d'affirmer la nature tuberculeuse de la péritonite qui a nécessité la première entrée de notre malade à l'hôpital.

De cette observation, nous devons rapprocher l'observation VI, de cette malade, sur laquelle M. Condamin devait faire sa première laparotomie par la voie vaginale.

Les antécédents héréditaires de cette malade sont

déjà peu favorables : sa mère est morte phtisique; mais ses antécédents personnels sont plus probants. La tuberculose manifeste son apparition, chez elle, dès la jeunesse, par de la dyspnée et des sueurs nocturnes. A 26 ans, elle est atteinte d'une pleurésie franchement bacillaire, et quand elle entre à la Charité, elle est dans un état lamentable de cachexie tuberculeuse. Après l'opération, l'état général s'est amélioré ; malgré le séjour à la campagne et le traitement médical, la malade a présenté dans la suite, à plusieurs reprises, des poussées tuberculeuses du côté des poumons.

Actuellement, elle est dans un parfait état de santé.

Nous pouvons encore citer l'observation V. La malade a un père et un frère morts tuberculeux. Elle-même présente des symptômes pulmonaires caractéristiques. Enfin, chez tous ces malades, nous retrouvons la marche lentement progressive de l'affection, débutant sans cause apparente, s'établissant sans température, et aboutissant aux mêmes productions pathologiques : granulations caractéristiques disséminées sur tout le péritoine, qui est épaissi et très friable.

Voilà les quelques observations sur lesquelles nous nous appuyons, pour nous croire autorisés à affirmer que la laparotomie peut parfaitement améliorer et même guérir les péritonites manifestement tuberculeuses.

Et s'il nous est fait l'objection que, par l'examen microbiologique seul, on peut assurer la bacillose d'une affection, nous répondrons que l'analyse des symptômes cliniques associés est capable de suppléer la recherche microscopique, et qu'il est des cas typiques comme ceux que nous citons, où la nature tuberculeuse est indéniable.

Toutes les formes de péritonite tuberculeuse, a-t-on prétendu, en outre, ne sont pas favorablement influencées par l'intervention chirurgicale. Nous pouvons reproduire la conclusion suivante de M. Pic : « Nous ne connaissons pas d'intervention dans la péritonite miliaire aiguë. Dans la péritonite à forme ulcéreuse sèche, la proportion des guérisons est nulle (2 interventions, 2 morts) ; dans la péritonite à forme ulcéreuse suppurée, la guérison a été obtenue dans 42,85 pour 100 des cas ; dans la forme fibreuse sèche, dans 71,42 pour 100 ; dans la forme ascitique généralisée, dans 73.33 pour 100, et enfin dans la forme ascitique enkystée, dans 95,12 pour 100 des cas. » Nous avons cité, dans la première partie de notre travail, l'opinion de Truc, avançant que, dans la péritonite tuberculeuse sèche, on ne doit pas obtenir de bons résultats, car on ne retire que peu ou pas de liquide exsudé ; par contre l'épanchement enkysté seul est susceptible d'un traitement chirurgical.

Nous sommes amenés par ces considérations à faire une courte digression, en consacrant quelques lignes au mode d'action de la laparotomie, dans la guérison de la péritonite tuberculeuse, question qui, à l'heure actuelle, n'est pas encore tranchée.

Disons d'abord un mot des recherches anatomo-pathologiques et constatons tout de suite qu'elles sont contradictoires. En effet, Mazzoni [1] trouva autour des

(1) Cité par M. Winckel. — Congrès de Moscou, août 1897.

tubercules une exsudation inflammatoire avec un tissu jeune, riche en vaisseaux : il se produirait, en conséquence, une néo-formation vasculaire jusque dans l'intérieur du tubercule, néoformation qui substituerait à ce dernier un tissu inflammatoire jeune.

M. Gassé [1] déclare, au contraire, que cet enkystement connectif se rencontre aussi chez les sujets où l'opération n'a pas amené la guérison de la péritonite.

En présence des résultats négatifs des recherches microscopiques, le champ était libre devant les hypothèses et les théories de toutes sortes ; aussi furent-elles nombreuses. Nous ne pouvons que mentionner les plus répandues et les plus généralement acceptées.

Certains auteurs croient que l'action curative de la laparotomie est due à la soustraction à la cavité abdominale de la sérosité fortement chargée de toxines tuberculeuses ; ils expliquerait ainsi pourquoi, dans les formes ascitiques, et non dans les cas où il existe des adhérences, avec agglutination des anses intestinales entre elles, les succès sont les plus fréquents. Pour d'autres auteurs, c'est à l'action exercée par l'air sur la séreuse péritonéale, que serait due la guérison de la péritonite ; c'est en s'appuyant sur cette théorie que quelques chirurgiens ont conseillé d'insuffler de l'air dans la cavité abdominale, pour remplacer la laparotomie. Une troisième théorie prétend que, par l'évacuation du liquide ascitique, on améliore l'état de la respiration et de la circulation, que l'on fait disparaître l'action paralysante de processus inflammatoire sur les fibres musculaires sous-jacentes, et par

(1) Congrès de Moscou.

suite l'auto-intoxication consécutive à la rétention des matières intestinales (1).

D'autres auteurs encore pensent que la laparotomie agit en diminuant la pression intra-abdominale et en favorisant l'apparition d'une nouvelle inflammation, oblitérante, portant son action sur les vaisseaux et empêchant ainsi la formation d'un nouvel épanchement. Enfin, un autre groupe d'auteurs admet que le rôle curatif de la laparotomie est dévolue à la section de la paroi abdominale, purement et simplement.

L'observation II, que nous devons à M. Condamin, et l'observation VII semblent donner raison à cette dernière opinion ; dans la première, il n'y a pas eu issue de liquide péritonéal et les adhérences étaient telles qu'elles ne permirent aucune manœuvre ; dans la seconde, on ne fit ni lavage, ni draînage et le ventre fut refermé aussitôt après l'incision et que le liquide se fût écoulé.

Reprenons maintenant la question de l'influence de la laparotomie dans les différentes formes de péritonite et voyons ce que nous pouvons conclure des observations que nous avons à notre disposition.

Pour en finir avec l'observation II, dont nous venons de parler, nous jugeons qu'elle démontre d'une façon absolue l'efficacité de la laparotomie dans la péritonite adhésive. Il convient de rapprocher et de faire concourir à la même démonstration l'observation III.

Au moyen de l'observation IV, nous pouvons établir que la péritonite à forme ulcéreuse est de la

(1) Opinion de Vierordt, rapportée in Traité de Chirurgie, tome VI, p. 542.

même façon influencée par la laparotomie et que le chirurgien peut compter sur une heureuse terminaison après son intervention.

Quant à la tuberculose miliaire aiguë, que certains auteurs ont prétendue absolument incurable par la laparotomie, notre observation I est une preuve radicale que cette forme, la plus grave de toutes, il est vrai, est parfaitement susceptible d'être enrayée dans sa marche et même d'être guérie par l'intervention chirurgicale.

Notre observation III peut contribuer à expliquer un phénomène assez fréquent et bien singulier; nous voulons parler de la disparition des vomissements immédiatement après l'opération. On sait, en effet, que beaucoup de malades atteints de péritonite tuberculeuse entrent à l'hôpital dans un état d'amaigrissement et de cachexie absolus ; les vomissements sont continuels, le malade ne mange plus et tombe dans l'inanition. L'intervention est pratiquée et, immédiatements après, les vomissements incoercibles cessent, et l'alimentation en peu de jours reprend un cours régulier ; en même temps, les douleurs ont disparu. Or, il est à remarquer que ces symptômes de vomissements incoercibles, avec impossibilité absolue de l'alimentation, à tel point que, parfois, on est tenté de penser à une occlusion intestinale, ne se rencontrent, en général, que dans les péritonites s'accompagnant de périgastrite tuberculeuse, simulant un néoplasme de l'estomac. A l'opération, on tombe sur une masse dure, absolument adhérente à la paroi, et ne permettant pas de pénétrer dans la cavité abdominale. La sonorité, la présence de granulations caractéristiques décèlent la péritonite tuberculeuse. A quoi devons-nous attribuer la régression des phénomènes, consécutive à l'intervention chirurgicale, régression immédiate, instantanée ? Nous pensons que, pendant le cours de l'opération, un certain nombre d'adhérences est détruit et que la progression des matières alimentaires peut ensuite s'effectuer.

Il est, en outre, un point qui a aussi son importance tant à cause du diagnostic que du traitement et du pronostic, c'est celui qui a trait à l'analogie que certaines péritonites localisées peuvent présenter avec des néoplasmes.

Si l'on veut bien se reporter aux observations III et IV, on verra que, dans la première, la périgastrite tuberculeuse simulait une énorme tumeur de l'estomac ; avec cachexie profonde du malade, vomissements incessants, toutefois sans hématémèses ni melœna (cependant ces deux derniers symptômes peuvent manquer dans le cancer de l'estomac). Dans le cas particulier, l'incision de la laparotomie remonta au-dessus de l'ombilic pour explorer plus facilement la région stomacale. On tomba sur un péritoine farci de tubercules, en bas ; en haut, au voisinage de l'estomac, on trouva une masse bosselée, grosse comme une tête d'adulte, dure dans certains points. Estomac, duodenum, côlon transverse, ne formaient qu'une masse unique, dans laquelle il était impossible de reconnaître ce qui revenait à chaque organe. On referma la cavité abdominale après cette simple laparotomie explorative et l'on put constater, dès le lendemain de l'opération, que les aliments liquides, puis solides pouvaient passer et que les vomissements avaient disparu.

Dans l'observation IV, la malade était encore très cachectisée; le kyste de l'ovaire seul, avait été diagnostiqué; au reste, il était très volumineux et cachait par cela même, la lésion du cœcum. Après l'ablation du kyste, le chirurgien recherchant le second ovaire, pour voir s'il n'avait pas subi à son tour une dégénérescence quelconque, tomba sur une masse dure, ulcérée, occupant toute la région du cœcum. En présence du peu de liquide ascitique, et surtout les granulations tuberculeuses étant dissimulées, on diagnostiqua un cancer du cœcum. L'étendue de la lésion rendant impossible toute tentative d'extirpation, on se contenta de placer une mèche de gaze iodoformée pour permettre le draînage à la Mikulicz. Or, en dépit du pronostic très grave fait pendant l'opération, la malade sortit de l'hôpital en voie d'amélioraiton et, quatre mois après, il était impossible de retrouver la moindre trace d'induration dans la fosse iliaque.

Ainsi donc, voilà deux formes de péritonite, en imposant l'une pour un néoplasme de l'estomac, l'autre pour un cancer du cœcum. La laparotomie a amené la guérison en même temps qu'elle éclaircissait le diagnostic.

On voit donc que, s'il est des cas où la malignité d'une tumeur ne peut laisser aucun doute, soit par la marche de l'affection, soit par la présence de signes pathognomoniques, il en est d'autres où l'équivoque peut régner. Dans ses conditions, le chirurgien doit toujours avoir présente à l'esprit la possibilité d'une localisation de la tuberculose, protée pathologique, simulant tantôt un cancer diffus, tantôt une tumeur maligne bien circonscrite. Les termes du diagnostic résideront dans les antécédents, dans les manifestations de la diathèse sur les autres organes, sur la marche relativement plus rapide de la péritonite que celle de certains cancers, etc. Enfin, la principale considération doit être faite au point de vue du traitement, et nous nous bornerons à dire que, dans certains cas où le doute subsiste, le chirurgien, loin de s'abstenir, doit intervenir pour donner au malade la seule chance de guérison qu'il puisse avoir.

Enfin avec l'observation VI, nous abordons la question de la laparotomie vaginale, dans les cas de péritonite à forme pelvienne, question mise récemment à l'ordre du jour par M. Condamin. Ce procédé a déjà fait l'objet de deux publications (1) ; et si nous y consacrons quelques pages, c'est que certains auteurs ont mis en doute les résultats de l'observation première de M. Condamin, entre autres M. Winckel (2). Or, nous sommes en mesure d'assurer que la malade qui a été revue récemment est dans un parfait état de santé.

Nous allons rapidement exposer les raisons et les avantages de la laparotomie vaginale.

Le péritoine pelvien, par sa situation anatomique,

(1) *Province médicale*, 1895.— Condamin. De la laparotomie vaginale dans le traitement de la péritonite à forme pelvienne.

E. Daclin, Thèse de Lyon.

(2) Loco citato.

doit plus facilement voir s'y localiser les processus tuberculeux que dans les autres régions de l'abdomen. En effet, par sa position déclive, et occupant le bas fond de la grande cavité splanchnique, il doit forcément recevoir les liquides ascitiques, qui trouvent là une région plus favorable à leur enkystement.

La laparotomie ordinaire, abdominale, dont les succès ne se comptent plus actuellement dans la péritonite tuberculeuse, s'entoure dans le cas particulier qui nous occupe, de grandes difficultés. L'évacuation du liquide ne peut s'effectuer à cause de la profondeur à laquelle se trouve l'épanchement ; le foyer tuberculeux, trop dissimulé dans l'excavation, ne peut sans danger être ouvert, par suite de l'adhérence des anses intestinales, massées au-dessus du détroit supérieur. C'est pour faire bénéficier la région pelvienne des avantages de la laparotomie, que M. Condamin songea à aborder la collection péritonéale par le vagin, voie d'accès plus directe, par laquelle la lésion se trouve sous le doigt, le drainage est rendu plus facile.

A côté de ces avantages immédiats obtenus par ce procédé, accès plus direct, intervention plus facile, il est une autre considération qui a aussi son importance. En effet, dans la généralité des cas, lorsqu'il y a de la périonite pelvienne, les organes génitaux internes, et en particulier les annexes, sont aussi atteints de tuberculose. Par la voie vaginale, l'extirpation des trompes ou des ovaires est assurément plus aisée que par la voie haute, et l'ablation des annexes s'impose si on les trouve parsemées de granulations tuberculeuses.

Chez la malade qui fait l'objet de l'observation VI, une laparotomie ordinaire avait d'abord été décidée, pour évacuer l'épanchement ascitique et traiter la péritonite tuberculeuse. Mais, quand la malade entra, un mois plus tard, à l'hôpital, la péritonite s'était localisée au péritoine pelvien ; en outre, les lésions des annexes qui, au premier abord, avaient paru insignifiantes, s'étaient singulièrement aggravées, et on sentait par le toucher vaginal une énorme tumeur faisant saillie dans le cul-de-sac de Douglas, et formée par les trompes et les ovaires. Une laparotomie médiane aurait présenté de sérieuses difficultés, et, par suite des adhérences, il aurait été certainement très compliqué, sinon impossible d'aborder le foyer de la lésion.

Nous savons à quel excellent résultat a abouti le nouveau procédé de laparotomie par la voie vaginale.

Exposons en quelques mots le manuel opératoire employé par M. Condamin, dans les cas de péritonite tuberculeuse s'accompagnant d'annexite.

On commence par débrider et fractionner les masses rétro-utérines, constituées par les annexes de l'utérus, puis on en fait l'ablation. Si, dans ce premier temps de l'opération, on n'a pas ouvert la poche péritonéale, contenant le liquide ascitique, on va à sa recherche et dès qu'on l'a sous le doigt, on en fait la ponction. Puis on établit le drainage par la voie vaginale, comme par la voie abdominale.

Terminons en citant les propres paroles de l'auteur (1) : « Nous croyons pouvoir proposer dans les

(1) Archives provinciales de Chirurgie, novembre 1896, p. 699.

cas de péritonite bacillaire à forme pelvienne, avec ou sans lésions de même nature des annexes, de substituer la laparotomie vaginale avec large draînage, qui permet de modifier par un pansement à la gaze iodoformée les lésions tuberculeuses, à la laparotomie abdominale plus difficile dans ce cas, quand elle n'est pas impossible. Peut-être y aurait-t-il lieu dans un plus grand nombre de cas, d'avoir recours à cette voie, même dans le cas de péritonite tuberculeuse diffuse, pourvu que le liquide ascitique vienne faire saillie dans le cul-de-sac de Douglas. »

OBSERVATIONS

OBSERVATION I

(Hôpital de Grenoble. — Service de M. le docteur Perriol.)

Appendicite tuberculeuse. — Péritonite subaiguë.
Laparotomie. — Guérison.

Le 19 mars 1896, le nommé A..., âgé de 15 ans, exerçant la profession d'imprimeur, entre à l'hôpital de Grenoble, dans le service de clinique médicale.

Son père et sa mère sont bien portants ; il a une sœur morte à quinze mois d'affection pulmonaire. Il vit dans un milieu misérable, avec une nourriture défectueuse. Ce malade a eu la rougeole à l'âge de 13 ans ; il s'enrhume facilement et tousse beaucoup tous les hivers. Pas d'autre affection antérieure dans ses antécédents. Il est grand, mince, anémique. Il y a deux mois qu'il est malade ; l'affection aurait débuté par un point de côté, à droite, puis il a ressenti dans le ventre des douleurs analogues à du picotement ; actuellement il sent des gargouillements dans le ventre. Au début les selles étaient régulières ; le malade était plutôt constipé ; mais depuis quinze jours, il a de la diarhée ; il n'a vomi que deux fois.

A l'examen, on constate tout d'abord qu'il est très amaigri. Le ventre est tendu, ballonné, on ne peut le palper profondément.

A la percussion, on constate une zone de matité occupant la fosse iliaque et l'hypochondre droit ; cette matité ne remonte pas au-dessus de l'ombilic. Pas de matité à gauche. Pas de sensation de flot. La matité ne se déplace pas par les changements de position.

Traitement : huile de foie de morue et glace sur le ventre.

La température oscille autour de 38°. Aux poumons : submatité à gauche ; rudesse de la respiration aux sommets.

5 avril. — Le malade est pris de vomissements et de douleurs dans la fosse iliaque. Il y a du ballonnement intestinal avec des signes d'obstruction intestinale. Les purgatifs administrés restent sans effet.

9 avril. — Le malade est transféré en chirurgie dans le service de M. le docteur Perriol. On porte le diagnostic de appendicite tuberculeuse et péritonite subaiguë.

Les vomissements et la douleur ayant continué, on lui fait une laparotomie médiane exploratrice. On découvre des granulations tuberculeuses caractéristiques sur l'intestin, le péritoine pariétal, l'appendice ; on trouve en outre des ganglions iliaques, et deux ganglions tuberculeux juxta-appendiculaires, Pas d'ascite.

La poussée miliaire aiguë est particulièrement localisée autour de la région iléo-cœcale, ce qui explique la parésie intestinale et l'obstruction sans obstacle mécanique vrai.

M. Perriol referme le ventre sans lavage et sans pansement à l'iodoforme, par la suture à trois étages. La guérison est obtenue par première intention.

Les phénomènes de parésie disparaissent rapidement après cette incision. Les gaz sont évacués librement, et les selles redeviennent normales.

Le malade sort le 17, en excellent état.

Novembre 1896. — Le malade revient à l'hôpital pour une

arthrite tibio-tarsienne, ayant débuté deux mois auparavant. Il rentre de nouveau dans le service de M. Perriol.

L'abdomen du jeune A... est parfaitement souple, et rien, sauf la cicatrice médiane, ne peut faire penser à l'affection abdominale antérieure.

Son articulation tibio-tarsienne est dans un fort mauvais état. Il y a de la suppuration et une large fistule rend complètement cette articulation béante.

On y fit une résection atypique des malléoles, avec une synovectomie partielle. Il existait une infiltration tuberculeuse de tout l'arrière-pied, et un vaste abcès froid fut ouvert. La plaie fut cautérisée au chlorure de zinc et au thermocautère.

L'état local s'est amélioré peu à peu ; on fait de temps en temps des injections de chlorure de zinc, suivant la méthode de Lannelongue.

Septembre 1897. — Le malade est revu à cette époque. Il a une ankylose tibio-tarsienne en bonne position, et une ankylose sous-astragalienne et de Chopart. Il n'y a plus de points douloureux. Le malade commence à marcher. Le ventre est parfaitement souple, non douloureux. Les fonctions de défécation et de miction se font normalement.

Janvier 1898. — Le malade marche, mais l'appui d'une canne lui est indispensable. L'état général est satisfaisant, sans cependant laisser de craintes au point de vue des poumons. Submatité plus accentuée, rudesse de la respiration généralisée, et quelques craquements au sommet gauche.

Rien à signaler du côté du ventre.

OBSERVATION II

Péritonite tuberculeuse à forme adhésive. — Laparotomie. — Impossibilité de pénétrer dans la cavité abdominale par suite des adhérences intestino-pariétales. — Amélioration rapide.

B..., Alphonsine, âgée de 36 ans, née à Biole (Isère), entre à la Charité de Lyon, salle Sainte-Thérèse, le 8 août 1894.

La malade a toujours eu une santé précaire; à l'âge de 24 ans, deux ans après un premier accouchement, elle a eu une anémie très prononcée ; sa vue s'était très affaiblie et les forces considérablement diminuées. Elle a des pertes blanches abondantes ; les règles sont irrégulières. Cet état a duré dix mois. Il y a six ans, elle a été traitée, dit-elle, pour une péritonite chronique. Le ventre était devenu très volumineux. Après un traitement de six mois, elle a pu reprendre ses occupations.

Elle a eu deux enfants bien portants ; elle a eu le premier à 22 ans, le second à 26 ans.

La malade a toujours toussé un peu. Depuis trois mois la toux survient par quinte, avec expectoration d'un liquide un peu rosé. A l'auscultation du poumon, on trouve du côté droit quelques râles muqueux. La respiration est un peu soufflante et l'expiration prolongée. C'est depuis trois mois également que la malade souffre dans le bas ventre. Elle ressent de vives douleurs qui reviennent par accès environ tous les quinze jours. A noter de la constipation opiniâtre. A l'examen du ventre, on trouve des masses volumineuses faisant bomber l'abdomen au-dessus du pubis. Par le toucher vaginal, on sent du liquide faisant saillie dans le cul de sac.

Opération. — Une intervention est décidée. Il est fait une laparotomie. Mais il est impossible, à cause des adhérences, de pénétrer dans la cavité abdominale, malgré une incision d'abord ombilico-pubienne, puis sterno-pubienne. Il est également impossible de pénétrer en décollant les adhérences intestinales situées sur le côté. Après des tentatives multiples et le détachement de quelques adhérences, qui sont saupoudrées d'iodoforme, le ventre est refermé.

Suites (23 octobre). — La malade se trouve beaucoup mieux. Les douleurs ont disparu ; la constipation a cessé. Elle a repris sensiblement. L'appétit est bon. Quelques points de la suture abdominale suppurent encore.

2 mai 1895. — La malade va très bien, à part quelques légères coliques. Le ventre est souple, et l'on ne sent plus de masse dure. La malade est soumise à un traitement général.

28 mai 1895. — La malade est revue. L'amélioration précitée persiste. On ne trouve plus de trace d'ascite dans le ventre. On constate un très léger degré d'éventration, au niveau de la suture abdominale.

La malade qui devait revenir voir M. Condamin, si l'éventration augmentait, ou si l'amélioration ne persistait pas, n'a pas été revue.

OBSERVATION III

Péritonite à forme ascitique. — Périgastrite tuberculeuse en nappe, simluant une énorme tumeur à l'estomac. — Vomissements incessants. — Laparotomie. — Guérison.

D..., Françoise, âgée de 27 ans, née à Dompierre (Ain), entre à la Charité, salle Sainte-Thérèse, le 31 mars 1896.

Son père est mort à 60 ans d'une affection laryngée (cancer ou tuberculose). Sa mère est morte à 42 ans de suites de couches. Elle a un frère et une sœur en bonne santé ; elle a perdu une sœur âgée de 18 ans, morte de cause inconnue, mais sans avoir toussé. Les antécédents pathologiques de la malade sont à peu près nuls. Il n'y a à noter qu'une rougeole à 10 ans.

Elle a une très bonne santé habituelle ; pas de bronchite, même les hivers ; elle présente un certain degré d'embonpoint. Mariée, il y a sept ans, elle a eu trois enfants, dont l'un est mort de méningite tuberculeuse à l'âge de trois mois. Les deux autres enfants sont en bonne santé. Elle n'a pas eu de fausse-couche. Ses règles ont toujours été régulières même pendant sa maladie.

Il y a un peu plus d'un an (octobre 1894), survint pour la première fois une bronchite, qui, à part la rougeole, constitue la première maladie. Cette bronchite dura trois mois s'accompagnant d'un léger amaigrissement ; puis tout rentra dans l'ordre.

La maladie actuelle (péritonite tuberculeuse), débuta vers le commencement de décembre 1895, et de la façon suivante : sans diarrhée, ni constipation prémonitoire, sans vomissements, sans toux, son ventre se mit à grossir rapidement, en même temps que l'appétit se supprimait de plus en plus.

31 mars 1826. — A son entrée à l'hôpital, l'anorexie est absolue. La malade ne mange à peu près rien et tombe dans l'inanition. Elle voit chaque jour ses forces diminuer de plus en plus. Les aliments, dit elle, ne peuvent absolument pas passer et après la moindre ingestion, elle ressent une sensation d'étouffement particulièrement pénible. Il n'y a cependant ni vomissements, ni diarrhée. On ne constate pas de douleur au niveau du ventre ; mais au niveau de l'épigastre il existe une sensation douloureuse, vive, continue, superficielle et profonde, spontanée et provoquée, même par l'attouchement le plus léger (vêtement) avec point correspondant dans le dos. La douleur, plus accentuée dans la position assise, est un peu diminuée par la position horizontale.

A l'examen, le ventre, gros, simule une grossesse de huit mois et présente la forme caractéristique de l'ascite. Il n'existe pas de circulation veineuse complémentaire ; on a la sensation très net du flot ; on constate de la sonorité sur la ligne médiane. La matité existe surtout dans les parties déclives, la matité varie avec les changements de position. Par le toucher vaginal, on constate que l'utérus est mobile ; mais on sent, dans le cul-de-sac postérieur et latéral gauche, une série de petites masses indurées. A l'examen des poumons, quelques râles aux sommets, surtout du côté droit. Le foie paraît un peu diminué de volume.

Opération. — Le 1er avril 1896, M. Condamin fait une laparotomie ; par une large incision, il s'écoule 6 à 7 litres d'un liquide citrin. Le péritoine est recouvert sur ses deux feuillets de nombreuses granulations. Après l'écoulement du liquide, on fait remonter l'incision vers le sternum, on tombe sur une masse volumineuse, dure, mais sonore, comprenant le côlon transverse et l'estomac et formant une tumeur adhérente de tous côtés. On recherche si, dans ces masses bosselées, il n'y a pas de pus formant une collection enkystée ; mais partout on trouve de la sonorité.

La paroi abdominale est refermée par une suture à trois étages.

Les suites opératoires furent des plus simples.

Le lendemain de l'opération, la douleur si vive au niveau de l'ombilic et du creux épigastrique a disparu. Dans les jours qui suivirent l'opération, l'appétit revint rapidement. La malade mange de tout maintenant. Les digestions sont bonnes ; la malade a des selles régulières. Quinze jours environ après son opération, la malade demande à rentrer chez elle.

Elle fut revue fin juin. L'ascite ne s'était pas reproduite ; les digestions continuaient à être bonnes et l'embonpoint est notable. La malade est très satisfaite et se trouve complètement débarrassée de ses douleurs épigastriques.

OBSERVATION IV

Kyste de l'ovaire. — Péritonite tuberculeuse localisée au cœcum, à forme ulcéreuse, prise pour un cancer du cœcum. — Ovariotomie. — Guérison.

B... Blanche, âgée de 29 ans, née à Saint-Paul-lès-Romans (Drôme), entre à la Charité, salle Sainte-Thérèse, le 20 juin 1894.

Cette malade n'a jamais eu une très bonne santé. Réglée à dix-sept ans, elle le fut très irrégulièrement jusqu'à vingt ans. Depuis trois ans, son ventre a augmenté de volume petit à petit. La malade éprouve de la pesanteur dans l'abdomen, mais pas de douleur à proprement parler. Elle a quelques pertes blanches. Elle n'a jamais eu d'enfants, ni de fausse-couches. Depuis deux mois, ses règles sont douloureuses et surviennent tous les quinze jours. La marche est devenue pénible ; depuis quelques jours, il y a un peu de dysurie.

L'état général est relativement bon. Les fonctions digestives sont normales. Mais la malade accuse une dyspnée intense pour les moindres efforts.

L'abdomen est volumineux ; à la percussion, on découvre une matité absolue dans la région sous-ombilicale. Dans le flanc droit, sensation de flot; à la palpation, on sent une masse dure qui occupe presque tout le flanc droit. Dans la région sous-ombilicale, l'abdomen est tendu et un peu douloureux à la pression, surtout à droite.

Au toucher vaginal, on sent un utérus petit et mobile; une masse fluctuante dans le cul-de-sac postérieur, fluctuation communiquant du Douglas à l'abdomen.

On porte le diagnostic de kyste de l'ovaire avec un peu d'ascite et adhérence probable.

Opération. — Le 28 juin, M. Condamin fait une laparotomie;

il procède à l'ablation d'un kyste ovarien du volume d'une tête d'enfant de deux ans, rempli d'un liquide muqueux, filant, un peu foncé. En un point, deux ou trois petits kystes séreux, gros comme une noisette.

La paroi du kyste adhère à droite, sur une surface de trois à quatre centimètres, à une tumeur ulcérée, qui paraît cancéreuse, développée sur toute la hauteur du cœcum. Un peu de liquide ascitique à ce niveau. La lésion est assez diffuse pour qu'on ne songe pas à faire l'ablation du cœcum.

On porte un pronostic fatal en refermant le ventre. On laisse un Mikulicz de sécurité pour isoler la masse soi-disant cancéreuse, du reste de l'abdomen.

Suites. — Les jours suivants, on enlève le Mikulicz qui est remplacé par une simple mèche de gaz iodoformée, que l'on enlève complètement quelques jours après.

Les jours qui suivirent l'opération, la malade se sentait très bien. Néanmoins, en raison de la tumeur constatée, on la renvoie chez elle, avant que ne surviennent les phénomènes de cachexie.

Septembre 1894. — La malade revient se présenter à M. Condamin. Elle va très bien et très satisfaite du résultat obtenu. Elle a engraissé de plusieurs kilogrammes et ne souffre plus du tout de son ventre, où l'on ne constate plus d'induration à droite. Les fonctions digestives sont excellentes.

En face d'une telle modification de l'état général et local, on change le diagnostic de cancer du cœcum contre celui de pérityphlite tuberculeuse.

La malade qui devait revenir se montrer, s'il survenait quelque chose de particulier, n'a pas été revue.

OBSERVATION V.

(Hôpital de Grenoble.— Service de M. le professeur Girard.)
Péritonite tuberculeuse.— Laparotomie.— Guérison.

G. L..., âgée de 24 ans, entre à l'hôpital de Grenoble le 5 janvier 1898 dans le service de M. le docteur Girard.

Son père est mort, à 54 ans, de tuberculose pulmonaire, sa mère est en bonne santé ; elle a perdu un frère manifestement tuberculeux.

Du côté de ses antécédents personnels, il n'y a rien de bien important à signaler, si ce n'est qu'elle a eu la rougeole étant très jeune. Elle a été réglée à 15 ans ; le flux menstruel a toujours été régulier. Elle a eu un enfant à 22 ans après un accouchement facile.

Il y a environ un an, la malade vit son ventre grossir peu à peu ; mais cela ne l'inquiéta guère, car ni elle ne souffrait, ni ne constatait rien d'anormal du côté de ses fonctions digestives. Mais, il y a deux mois, le même symptôme se reproduisait avec plus d'intensité. Le ventre était bien plus développé et la malade ressentait quelques douleurs. Un médecin qu'elle consulta alors lui fit une ponction, et dix litres d'un liquide citrin furent retirés. Comme le ventre grossissait encore quelques jours après la première ponction, de plus, qu'il était douloureux, surtout au niveau de l'ombilic et de la fosse iliaque droite, elle entra à l'hôpital.

La malade a, à ce moment, un état général assez satisfaisant, quoique cependant elle n'ait que peu d'appétit, et qu'elle ait maigri sensiblement.

Le ventre est plus gros qu'à l'état normal. On perçoit de la fluctuation, mais l'abdomen n'a pas la difformation caractéristique des ascites. On trouve une zone assez étendue de matité, occupant l'hypogastre droit, et la fosse iliaque du même côté ; de la matité existe encore, mais moins nette, à gauche ; elle ne varie pas avec les changements de position.

Par le toucher vaginal, on sent un utérus mobile, en retroversion et un peu en flexion. Les culs-de-sac sont libres.

A l'examen des poumons on constate de la submatité et des râles aux sommets, plus nets du côté gauche.

Pas de température : 37,8.

Deux jours après son entrée à l'hôpital, M. Girard fit à la malade une laparotomie médiane.

On tomba sur un péritoine très épaissi, ayant en moyenne un demi-centimètre d'épaisseur ; ce péritoine était couvert de granulations tuberculeuses ; de plus il était excessivement friable, à ce point qu'il était impossible de le tenir au bout d'une pince de Kocher, sans le déchirer. Une fois la séreuse incisée, on tomba dans une grande cavité, remontant très haut, jusque vers l'insertion du grand épiploon, et descendant à cinq travers de doigt au-dessus de la symphise. Cette poche contenait un liquide jaune citrin, en quantité assez notable, deux litres au minimum. Immédiatement, au fond de cette poche, on sentait une autre masse, qui ressemblait assez bien à une trompe ; on fit une ponction avec prudence, qui d'abord ne donna rien, car le péritoine avait à ce niveau une épaisseur presque d'un centimètre. Une incision au bistouri fit sortir de cette seconde poche un liquide de même nature que précédemment et à peu près en même quantité. Au fond de la cavité, on sentait de l'intestin.

Après un grand lavage au sublimé, les poches furent largement saupoudrées d'iodoforme, et une mèche de gaze fut introduite dans chacune d'elles, pour assurer le drainage.

Le ventre fut refermé par une suture à trois étages.

La température dans les jours qui suivent l'opération ne dépasse jamais 38.

5 février 1898.— La malade va aussi bien que possible, la

matité de l'abdomen a entièrement disparu ; le ventre est très souple. L'opérée va incessamment rentrer chez elle, à la campagne.

OBSERVATION VI

Péritonite tuberculeuse à forme pelvienne.— Laparotomie vaginale.— Ablation des annexes tuberculeux.— Guérison.

V. B..., âgée de 28 ans, couturière, demeurant à Lyon, 6, rue Confort, entre à la Charité, dans le service du professeur Laroyenne, le 9 février 1891.

Sa mère est morte très jeune, probablement phtisique. Son père, âgé de 86 ans, est en bonne santé. Elle a une sœur morte en bas âge ; il lui reste un frère et une sœur qui sont actuellement bien portants. Dans sa jeunesse, au commencement de l'établissement de la menstruation, elle a éprouvé les premières manifestations de la tuberculose, sous forme de dyspnée nocturne avec sueurs profuses, accompagnée de toux et d'expectoration. Le décubitus dorsal était à peu près impossible.

Lorsque la menstruation a été établie, la plupart de ces troubles ont à peu près disparu. Mariée il y a sept ans, elle a eu un enfant il y a six ans. Depuis cette époque, la malade souffre de l'estomac : elle a de l'hypochlorhydrie très marquée. Dans ces derniers temps, elle a présenté des vomissements très fréquents ; l'appétit est relativement bon, mais les digestions sont mauvaises ; l'acide chlorhydrique donné en potion a amélioré notablement l'état de ses fonctions digestives. Il y a six mois, elle constata que son ventre augmentait : ce qu'elle attribuait à un effort qu'elle aurait fait pour soulever un fardeau. Cependant elle souffrait peu, malgré l'augmentation progressive de son abdomen : ce n'était guère que dans la marche qu'elle ressentait une douleur plus marquée. Au mois de janvier la malade eut une pleurésie, sur la nature de laquelle il n'y avait pas de doute à avoir. M. Condamin, qui, à ce moment, la vit en consultation avec M. le docteur Tournier, constata un très léger degré de salpyngite à droite et à gauche et surtout des signes de péritonite tuberculeuse pour laquelle il proposa une laparotomie qui fut acceptée, mais différée jusqu'au moment de la guérison de la pleurésie. A ce moment, il y avait également une diarrhée continuelle.

Le 12 février 1895, la malade entre à la Charité. La pleurésie est à peu près guérie ; mais l'état général est très mauvais.

Le ventre est un peu plus volumineux que normalement. La malade souffre beaucoup dans la région hypogastrique. La palpation permet de constater de petits noyaux indurés sur la région de l'hypogastre.

Au toucher vaginal on perçoit, en arrière et de chaque côté de l'utérus, de grosses masses empâtées, douloureuses, qui refoulent l'utérus en avant. Par le cathétérisme vésical, on se rend compte que la vessie est étalée au-devant de l'utérus et s'étend assez loin de chaque côté.

Opération — Le 14 février 1895, malgré un très mauvais état général et une oppression très marquée, la malade est endormie. M. Condamin pratique une ponction suivie du débridement du cul-de-sac postérieur. On libère, avec le doigt introduit dans la plaie, les trompes, les deux ovaires qui sont gros, remplis de petits abcès et de semis tuberculeux, et qui sont enlevés après l'application d'une pince sur leur pédicule.

Les deux trompes sont ensuite enlevées par morcellement et salpyngotripsie. Tous ces organes sont couverts de follicules tuberculeux. Après l'ablation des annexes, qu'il fallut libérer des parties voisines, on ouvrit une poche qui laissa écouler une certaine quantité de sérosité, et qui vida la cavité péritonéale de l'ascite qu'elle renfermait. Une éponge, imbibée de pétro-vaseline iodoformée, fait l'hémostase et maintient le trajet largement béant.

Suites. 21 mars. — L'orifice de la plaie opératoire est toujours maintenu largement béant par des mèches de gaze iodoformée, destinées à modifier les surfaces tuberculeuses. Les douleurs ont diminué. La malade rentre chez elle un peu améliorée. Il n'y a plus d'ascite.

21 mai. — La malade, revue, marche assez bien, tandis que, dans les derniers temps qui ont précédé son opération, elle était courbée en deux. L'état général s'est un peu modifié et l'émaciation a diminué sensiblement. Par le toucher on sent encore quelques masses dans les culs-de-sac. A ce niveau, on laisse toujours une mèche de gaze iodoformée.

La malade souffre encore un peu à cette région soit spontanément, soit à la pression, mais beaucoup moins. Il n'y a plus d'ascite. La malade va partir à la campagne.

Juillet 1896. — A cette époque, la malade est complètement transformée. Elle a pris un certain degré d'embonpoint et a augmenté du poids de 12 kilogrammes.

En l'examinant, on trouve son ventre souple. Le toucher vaginal combiné ne fait plus constater de masse dure dans le péritoine pelvien. L'appétit est bon et toutes les fonctions digestives sont normales ; les règles ne sont pas revenues depuis l'opération ; elle éprouve chaque mois quelques bouffées de chaleur ou des malaises insignifiants.

Actuellement (1898) cette malade va aussi bien que possible.

OBSERVATION VII

(Hôpital de Grenoble. — Service de M. le Dr Comte)

Péritonite tuberculeuse. — Laparotomie. — Guérison

B... Mélanie, ouvrière en soie, âgée de 20 ans, domiciliée à Saint-Cassien (Isère), entre à l'hôpital de Grenoble, le 28 janvier 1898.

Son père est décédé d'affection pulmonaire aiguë, sa mère est vivante ; elle a un frère décédé de cause accidentelle et une sœur vivante.

Rien de bien saillant du côté de ses antécédents personnels ; elle tousse légèrement, ne crache pas. Elle a été réglée à quinze ans ; depuis un an environ, le flux menstruel est irrégulier.

L'affection a débuté au mois d'octobre 1897 par un point douloureux dans le côté droit.

Le ventre n'a commencé à augmenter de volume que deux mois environ après ce premier accident.

A son entrée à l'hôpital, la malade a un état général assez bon. Le ventre est gros, régulièrement ballonné. A la palpation, on constate que les parois abdominales sont excessivement tendues, l'examen est par suite très difficile. On ne sent pas de tumeur localisée, et on ne perçoit aucun signe spécial, si ce n'est un cordon au niveau de la grande courbure de l'estomac. Par la percussion, on obtient de la sonorité à droite et à la partie antéro-supérieure de l'abdomen ; de la submatité à la partie moyenne, et une matité restreinte à gauche et en bas. On sent peu ou pas le flot ascitique. Les changements de positions ne font pas varier la matité.

L'auscultation pulmonaire ne révèle rien de particulier ; les sommets sont sains.

Aucun trouble du côté des organes génitaux, si ce n'est que les règles ont disparu depuis un mois et demi.

La malade étant vierge, on ne pratique pas le toucher vaginal.

Aucun trouble du côté de l'appareil digestif.

La malade assez nerveuse ne dort pas la nuit ; elle se plaint de douleurs vagues dans le ventre, peu localisées.

La température oscille à ce moment autour de 37°5 et atteint 38° la veille de l'opération.

Opération. 31 janvier 1898. — Il est fait une laparotomie médiane. L'ouverture du péritoine fait évacuer cinq à six litres d'un liquide citrin. Le péritoine présente l'aspect framboisé et granuleux caractéristique de la péritonite tuberculeuse.

Après l'évacuation de l'exsudat ascitique, le ventre est refermé par une suture à trois étages, sans lavage péritonéal préalable.

Le soir de l'opération la température est de 38°4. Le lendemain matin, 37°2.

La malade a des vomissements chloroformiques peu importants. Le pouls donne 85 pulsations.

7 février 1898. — L'état général est satisfaisant. La température est de 37°2 le matin, et 38°5 le soir. On fait le premier pansement, les fils sont enlevés.

11 février. — Deuxième pansement ; la plaie est complètement cicatrisée. T. 37°2 ; 37°9.

La malade quitte l'hôpital le 15 février. A ce moment l'état général est très satisfaisant ; le liquide ne paraît pas s'être reformé. La malade a bon appétit et recouvre rapidement ses forces.

CONCLUSIONS

I. — La laparotomie a une influence curative toute puissante sur les péritonites franchement tuberculeuses (observations I, V, VI).

II. — Quelle que soit la forme de péritonite tuberculeuse, péritonite miliaire aiguë (obs. I), péritonite adhésive (obs. II et III), péritonite ulcéreuse (obs. IV), la laparotomie est efficace.

III. — L'action curative est probablement due à la simple section abdominale (obs. I, II, VII).

IV. — Certaines formes de péritonite adhésive, localisée, peuvent en imposer pour un cancer d'un organe de la région. Dans le cas où le diagnostic est douteux, le chirurgien doit intervenir (obs. III, IV).

V. — Dans les péritonites à forme pelvienne, la laparotomie par la voie vaginale est préférable à la laparotomie par la voie abdominale, car l'accès est plus direct et l'ablation des annexes est rendue plus facile dans les cas où l'on trouve sur ces organes des granulations tuberculeuses (obs. VI).

www.ingramcontent.com/pod-product-compliance
Ingram Content Group UK Ltd.
Pitfield, Milton Keynes, MK11 3LW, UK
UKHW022143170726
13837UKWH00004B/1746

9 782329 147079